Gestione dell'insufficienza cardiaca congestizia

Una guida completa per comprendere la prevenzione, i trattamenti e il recupero per la salute del cuore

Luca Mitchell

Disclaimer

Questo libro è inteso solo come informazioni generali sulla salute e non deve sostituire la consulenza medica personale del proprio operatore sanitario. L'autore non è responsabile per eventuali complicazioni derivanti dall'uso delle informazioni fornite in questo libro.

Basandosi su ricerche approfondite nel campo della salute cardiovascolare, presento questo libro come il culmine del mio impegno nel far progredire le conoscenze mediche sull'insufficienza cardiaca congestizia. In qualità di ricercatore medico impegnato, il mio intento è quello di distillare informazioni complesse in una guida comprensibile. La mia speranza è che i lettori trovino questa risorsa informativa, facendo luce sugli approcci innovativi alla comprensione e alla gestione dell'insufficienza cardiaca congestizia per migliorare i risultati dei pazienti.

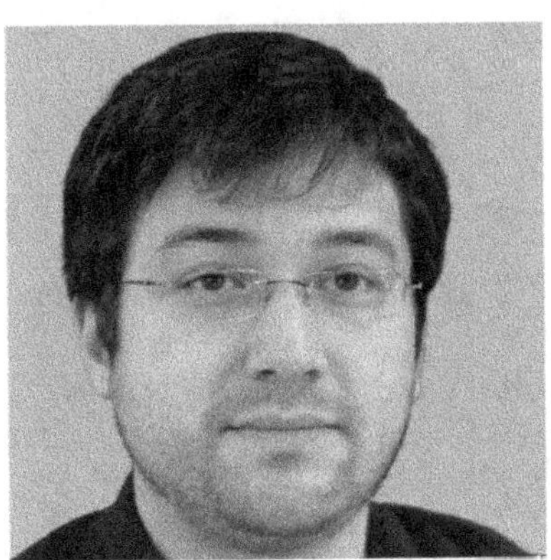

Luca Mitchell

Sommario

introduzione

L'insufficienza cardiaca congestizia (CHF) è uno degli avversari silenziosi ma potenti che milioni di persone in tutto il mondo devono affrontare ed è una delle minacce per la salute più spaventose che dobbiamo affrontare oggi. Mentre approfondisci "Insufficienza cardiaca congestiziaGestione" Preparatevi a lasciarvi incantare dalle intuizioni tratte dal patrimonio di conoscenze mediche e dalle mie esperienze personali di ricercatore medico impegnato.

Anche se può sembrare scioccante, oltre 26 milioni di persone muoiono ogni anno per insufficienza cardiaca congestizia. Sorprendentemente, questa malattia può colpire chiunque di qualsiasi età, indipendentemente dalla storia, dallo stile di vita o dalle predisposizioni genetiche; si ritiene comunemente che colpisca solo gli anziani. Essere uno scienziato che cercava soluzioni in laboratorio è stato solo l'inizio del mio viaggio nel cuore di CHF; Ho anche assistito al suo terribile impatto sulle vite umane.

Mentre mi immergevo nella complessa rete della salute cardiovascolare, sono rimasto affascinato dalle storie personali di tenacia e trionfo sulle difficoltà. Ognuno dei nostri pazienti è diventato un'ispirazione nella loro lotta contro quella che sembrava una malattia intrattabile. Queste esperienze hanno rafforzato la mia determinazione a comprendere la CHF e le sue sfumature, a far avanzare lo stato dell'arte nella ricerca e a scoprire le chiavi della guarigione.

Delineando le misure per controllare e infine superare l'insufficienza cardiaca congestizia, questa guida completa esemplifica la sinergia tra la conoscenza scientifica e il potere della volontà umana. Questo libro fungerà da bussola, guidandoti attraverso il complesso panorama della prevenzione, della gestione e dei trattamenti innovativi delle malattie cardiache, sia che tu sia ancora scosso dallo shock della diagnosi iniziale o che tu stia attivamente ricercando modi per proteggere la salute del tuo cuore.

Nei prossimi capitoli approfondiremo i vari aspetti della CHF, svelandone i segreti attraverso l'esame di misure preventive, modifiche dello stile di vita e cure mediche all'avanguardia. Eppure questa guida è più di un compendio di dati e cifre; è una storia intrecciata con aneddoti di vita reale, che fonde l'aspetto scientifico con quello umano per offrire un quadro completo di ciò che serve per affrontare e sconfiggere l'insufficienza cardiaca congestizia.

Durante il mio viaggio di ricerca, ho scoperto persone che superano le probabilità, riscrivendo le loro vite con coraggio e determinazione. Le loro narrazioni di recupero hanno fornito le basi su cui ho sviluppato il mio impegno per demistificare il CHF, e ora costituiscono una parte vitale della saggezza che condivido in queste pagine. Dalle tristi esperienze di coloro che hanno combattuto frontalmente il CHF ai trionfi di individui che hanno adottato misure preventive, queste storie mostrano la strada verso la ripresa e offrono speranza di fronte alle difficoltà.

In "Insufficienza cardiaca congestiziaGestione", attraversiamo una complessa geografia della salute del cuore, studiando non solo la complessità fisiologica ma anche le dimensioni emotive e psicologiche della convivenza e del superamento di questa condizione. Unendo i rigori della ricerca medica con il calore degli aneddoti personali, questa guida diventa un faro di empowerment, offrendo spunti pratici e metodi per le persone in ogni momento del loro percorso CHF.

Mentre percorriamo i capitoli successivi, considera te stesso non solo come un lettore passivo ma come un partecipante attivo nella tua storia di recupero e vitalità. Questa è più di una guida; è un compagno nel tuo viaggio verso la salute del cuore, una testimonianza della resilienza dello spirito umano e un tributo ai numerosi individui che hanno costruito percorsi di trionfo contro l'insufficienza cardiaca congestizia. Benvenuti in una storia in cui la conoscenza diventa empowerment e la strada verso la ripresa è lastricata di comprensione, resilienza e speranza.

Capitolo 1

Comprendere l'insufficienza cardiaca congestizia

Cos'è il CHF e come si sviluppa

L'insufficienza cardiaca congestizia (CHF) è una condizione cronica e progressiva in cui il cuore non è in grado di pompare abbastanza sangue per soddisfare le esigenze dell'organismo di sangue e ossigeno. Questa inadeguatezza può essere causata da malattie che compromettono o indeboliscono il cuore o i vasi sanguigni. Con la CHF, il sangue e altri fluidi possono risalire nei polmoni, nell'addome e nella parte inferiore del corpo, causando congestione (accumulo di liquidi) in queste aree.

Il CHF generalmente si sviluppa gradualmente nel tempo. Inizia quando una condizione di base provoca danni al muscolo cardiaco, influenzandone la capacità di pompaggio. Quando il cuore si indebolisce, si allarga e le sue camere si allungano per contenere più sangue. Questo allungamento fa sì che il muscolo cardiaco diventi più sottile e più debole. I reni rispondono segnalando al corpo di trattenere più liquidi e sale, il che aumenta il volume del sangue. Questo fluido extra rende anche più difficile per il cuore debole pompare in modo efficiente. Il cuore deve lavorare di più per tenere il passo e questo circolo vizioso porta a una graduale progressione del CHF.

Nelle fasi iniziali, il corpo utilizza meccanismi compensatori per adattarsi. I reni espellono più sale e acqua per ridurre la ritenzione di liquidi. Il sistema nervoso simpatico si attiva, facendo battere il cuore più velocemente e più forte. I vasi sanguigni si restringono per mantenere la pressione sanguigna. Il corpo devia il flusso sanguigno dalle aree meno vitali. Queste misure temporanee aiutano inizialmente il cuore a pompare abbastanza sangue. Tuttavia, mettono a dura prova il cuore e non possono essere sostenuti a lungo termine.

Con l'avanzare del CHF, il muscolo cardiaco si indebolisce ulteriormente. I ventricoli possono diventare rigidi e ingrossati. La frequenza cardiaca aumenta ma la capacità di pompaggio continua a diminuire. Il liquido si accumula lentamente nei polmoni, nel fegato, nel tratto gastrointestinale e nelle estremità. Sintomi comuni come mancanza di respiro, tosse, gonfiore e affaticamento iniziano ad emergere. Il corpo non è più in grado di compensare la compromissione della funzione cardiaca. Anche le attività di routine diventano estenuanti. In questa fase si è sviluppata un'insufficienza cardiaca congestizia.

Senza trattamento, l'insufficienza cardiaca continuerà a peggiorare progressivamente. Potrebbe essere necessario il ricovero in ospedale per i farmaci per via endovenosa e per il monitoraggio. Lo stadio terminale del CHF si verifica quando il cuore funziona a malapena. I sintomi gravi e persistenti limitano tutta l'attività fisica. L'accumulo di liquidi può causare dolore addominale e perdita di appetito. I ritmi cardiaci irregolari sono comuni. Un basso flusso sanguigno può provocare confusione e compromissione della funzionalità renale. In questa fase avanzata e debilitante sono generalmente necessarie terapie aggressive e cure palliative.

Cause e fattori di rischio

Esistono numerose condizioni e fattori che possono contribuire allo sviluppo di insufficienza cardiaca congestizia. Le cause principali riguardano l'ipertensione e la malattia coronarica. Altri importanti fattori di rischio includono il diabete, l'obesità, l'apnea notturna e i disturbi della tiroide. Alcune cause chiave e fattori di rischio per il CHF includono:

-**Ipertensione** - L'ipertensione arteriosa aumenta nel tempo il carico di lavoro del cuore, portando ad un ispessimento, irrigidimento e indebolimento del muscolo cardiaco. L'ipertensione incontrollata è un importante fattore di rischio per l'insufficienza cardiaca congestizia.

-**Coronaropatia** - Le arterie coronarie ristrette limitano il flusso sanguigno al muscolo cardiaco. Ciò può causare ischemia e danni o morte del tessuto cardiaco. Un attacco cardiaco, anche in una piccola area, riduce la capacità di pompaggio del cuore.

-**Diabete** - Un livello elevato di zucchero nel sangue danneggia i vasi sanguigni e i nervi che alimentano il cuore. Influisce anche sul metabolismo del muscolo cardiaco. Il diabete rende più probabili l'ipertensione e la malattia coronarica.

-Obesità - L'eccesso di peso affatica il cuore e aumenta la pressione sanguigna. Aumenta anche il rischio di diabete e apnea notturna. Perdere peso aiuta a prevenire e gestire il CHF.

-Apnea notturna - La respirazione interrotta priva il cuore di ossigeno e provoca picchi di pressione sanguigna. Ciò stressa il cuore e peggiora il CHF. L'uso della terapia CPAP aiuta.

-Colesterolo alto - L'accumulo di placche di colesterolo nelle arterie affatica il cuore e può portare alla malattia coronarica. I farmaci aiutano a controllare il colesterolo.

-Disturbi della tiroide - Sia l'ipotiroidismo che l'ipertiroidismo colpiscono il cuore. Dovrebbero essere diagnosticati e trattati per aiutare a evitare la CHF.

-Difetti cardiaci - Anomalie esistenti nelle valvole cardiache, nelle strutture o nei muscoli possono compromettere la funzione di pompaggio nel tempo e aumentare il rischio di CHF.

-Aritmie - Ritmi cardiaci irregolari come la fibrillazione atriale aumentano lo sforzo sul cuore e piccoli coaguli di sangue che possono causare attacchi di cuore.

-Abuso di alcool - Il consumo eccessivo di alcol mette a dura prova il cuore e in alcuni casi porta alla cardiomiopatia. Si consiglia di limitare l'alcol.

-Fumare - Le sostanze chimiche presenti nelle sigarette danneggiano i vasi sanguigni e si legano all'emoglobina, riducendo l'ossigeno nel sangue. Il fumo è un importante fattore di rischio modificabile.

-Storia famigliare - Avere un genitore o un fratello affetto da CHF aumenta il rischio. Potrebbe esserci anche una componente genetica.

-Etnia - Gli afroamericani hanno il tasso di franchi svizzeri più alto negli Stati Uniti a causa dei tassi più elevati di ipertensione, obesità e diabete.

-Età - Il rischio aumenta significativamente con l'età poiché l'invecchiamento diminuisce la gittata cardiaca. Tuttavia, la CHF può verificarsi a qualsiasi età a seconda dei fattori di rischio.

-Stile di vita sedentario - La mancanza di esercizio fisico contribuisce a molti fattori di rischio di malattie cardiache. Essere fisicamente attivi aiuta a ridurre il rischio di CHF.

Sebbene queste siano le cause e i fattori di rischio più comuni, esistono condizioni più rare come infezioni virali, accumulo eccessivo di ferro, uso di cocaina e alcuni trattamenti contro il cancro che possono anche portare a CHF. Comprendere le cause sottostanti e mitigare i fattori di rischio controllabili sono fondamentali per prevenire e trattare la condizione.

segni e sintomi

I segni e i sintomi dell'insufficienza cardiaca congestizia variano a seconda dello stadio e della gravità della condizione. Sono causati dalla compromissione della capacità del cuore di pompare abbastanza sangue per soddisfare le richieste circolatorie del corpo. Ciò si traduce in un accumulo di liquido nei polmoni, nell'addome, negli arti inferiori e in altri tessuti. I primi sintomi possono essere lievi e aspecifici, mentre il CHF avanzato porta a sintomi più gravi e acuti. I principali segni e sintomi includono:

-**Fiato corto** - Uno dei primi sintomi evidenti. Si verifica perché il liquido si accumula nelle sacche d'aria dei polmoni, ostacolando lo scambio di ossigeno. Peggio ancora con l'esercizio o lo sforzo. Il progresso avviene a riposo mentre il CHF avanza.

-**Tosse persistente o respiro sibilante** - Causato dall'accumulo di liquidi nelle vie aeree polmonari. Può espellere espettorato rosa e schiumoso. Peggio ancora quando si è sdraiati. Spesso scambiato per asma.

-**Stanchezza e debolezza** - Deriva da una circolazione inadeguata di ossigeno. Le attività quotidiane richiedono uno sforzo maggiore. Diminuzione della resistenza e stanchezza facile. È più difficile pensare chiaramente o concentrarsi.

-**Gonfiore (edema) alle gambe, alle caviglie, ai piedi**- Accumuli di liquidi in eccesso negli arti inferiori a causa della gravità. La pelle appare distesa e gonfia. Premendolo si lascia una rientranza. Può diffondersi alla schiena e all'addome quando il CHF peggiora.

-**Aumento di peso** - Qualche chilo in 24 ore o 5 chili in una settimana possono indicare ritenzione di liquidi. Aumenti improvvisi richiedono cure mediche per evitare la congestione polmonare.

-**Perdita di appetito, nausea** - L'accumulo di liquidi aumenta la pressione addominale, causando disagio, gonfiore e perdita di appetito. Anche la congestione del tratto gastrointestinale può causare nausea.

-**Confusione, pensiero alterato** - La ridotta circolazione del sangue e dell'ossigeno influisce sulla funzione cerebrale. Possono verificarsi perdita di memoria e confusione generale.

-**Battito cardiaco irregolare** - Il cuore può battere rapidamente, lentamente, in modo irregolare o con maggiore forza. Si possono avvertire palpitazioni, palpitazioni e martellamenti.

-Dolore al petto - Pressione, senso di oppressione o dolore al torace possono verificarsi a causa di un flusso sanguigno inadeguato al muscolo cardiaco.

-Tosse persistente- Di notte o quando si è sdraiati. La tosse può espellere muco tinto di sangue man mano che il CHF avanza.

-Hai bisogno di urinare di notte - L'ormone cardiaco rilasciato per compensare la debole funzione cardiaca aumenta la minzione.

-Vertigini, svenimenti - La diminuzione del flusso sanguigno provoca vertigini. Cambia posizione lentamente.

-Pelle fresca e umida - A causa della costrizione dei vasi sanguigni e della bassa gittata cardiaca.

Man mano che il CHF raggiunge uno stadio avanzato, i sintomi acuti possono apparire come:

- Grave mancanza di respiro anche a riposo

- Respiro sibilante o senso di costrizione toracica con uno sforzo minimo

- Grave gonfiore e dolore all'addome

- Colore della pelle bluastro a causa della mancanza di ossigeno

- Camminata instabile e confusione

- Poco o nessun appetito, nausea

- Pressione sanguigna bassa persistente e svenimento

- Battito cardiaco irregolare e palpitazioni

Riconoscere tempestivamente i sottili sintomi iniziali della CHF aiuta a ottenere un trattamento precoce e previene la progressione verso l'insufficienza cardiaca avanzata. Monitorare i sintomi e informare tempestivamente il medico di eventuali cambiamenti è fondamentale per ottenere la giusta terapia.

capitolo 2

Ottenere una diagnosi accurata

Visitare il medico e fare il test

Ottenere una diagnosi accurata è fondamentale per trattare e gestire adeguatamente l'insufficienza cardiaca congestizia. Inizia con la visita dal medico e la comunicazione di tutti i sintomi. Il tuo medico di base raccoglierà un'anamnesi completa ed eseguirà un esame fisico. In base ai fattori di rischio e ai sintomi, il medico può sospettare CHF. Tuttavia, sono necessari ulteriori test per confermare la diagnosi e valutare la gravità.

Descrivi tutti i tuoi sintomi - Sii pronto a fornire dettagli su quando hai notato per la prima volta i sintomi, da quanto tempo li hai, quanto spesso si verificano e cosa li provoca. È utile tenere un diario dei sintomi. Sii aperto riguardo a qualsiasi storia familiare e alle tue abitudini di vita.

Sottoponiti a un esame fisico completo - Il medico ausculterà il tuo cuore e i tuoi polmoni con uno stetoscopio per rilevare soffi, ritmo irregolare e crepitii. Il medico può esaminare il gonfiore delle gambe, verificare l'ingrossamento del fegato e cercare segni di ritenzione di liquidi.

Discuti la tua storia medica - Informare il medico di eventuali condizioni mediche passate o attuali, in particolare quelle che possono contribuire all'ipertensione arteriosa cronica, come l'ipertensione, il diabete e la malattia coronarica. Fornire le date di precedenti attacchi cardiaci, procedure o interventi chirurgici.

Elenca i tuoi farmaci - Fornire un elenco di tutti i farmaci da prescrizione e da banco, degli integratori e delle vitamine che si assumono. Ciò aiuta a identificare i farmaci che potrebbero potenzialmente peggiorare l'insufficienza cardiaca.

Chiedi informazioni sullo screening dei fattori di rischio - Se non effettuato di recente, richiedere lo screening per diabete, livelli di colesterolo, funzionalità tiroidea, apnea notturna e altri fattori di rischio di CHF.

Considera l'idea di consultare un cardiologo - Il tuo medico di famiglia può indirizzarti a un cardiologo (cardiologo) per un'ulteriore valutazione da parte di un esperto nella diagnosi e nel trattamento dell'ICC.

L'esecuzione di questa valutazione iniziale aiuta a determinare se i sintomi possono essere causati da insufficienza cardiaca o da un'altra condizione. Se si sospetta CHF, il medico ordinerà diversi test diagnostici per confermare la presenza e classificare il tipo di insufficienza cardiaca.

Test diagnostici comuni

Esistono numerosi test che possono aiutare a diagnosticare in modo definitivo l'insufficienza cardiaca congestizia, individuare la causa sottostante e valutarne la gravità. I test diagnostici comuni includono:

Radiografia del torace - Cerca segni di accumulo di liquidi e dimensioni cardiache anormali. Il liquido dentro o intorno ai polmoni indica edema polmonare. Un cuore allargato può significare CHF.

Analisi del sangue - Misurare i livelli di alcuni ormoni come il BNP che sono elevati quando il cuore è teso. Anche i test di funzionalità renale ed epatica aiutano a indicare la CHF.

Elettrocardiogramma (ECG) - Registra i segnali elettrici del cuore per rilevare danni cardiaci, malattie coronariche e aritmie che possono causare CHF.

Ecocardiogramma - Utilizza le onde ultrasoniche per creare immagini delle dimensioni, della forma, della struttura e del movimento del cuore. Controlla la funzione di pompaggio e eventuali problemi valvolari.

Prove di stress - Monitora l'ECG e la pressione sanguigna durante l'allenamento per vedere come risponde il cuore. Determina se i sintomi sono correlati allo sforzo.

Cateterizzazione cardiaca - Inserisce un tubo lungo e sottile in un vaso sanguigno per iniettare il colorante e acquisire immagini a raggi X del cuore e delle arterie coronarie. Controlla i blocchi.

Scansione TC - Fornisce immagini in sezione trasversale 3D del cuore e del torace per identificare le cause e cercare ostruzioni nei vasi sanguigni.

risonanza magnetica - Utilizza potenti campi magnetici e onde radio per creare immagini dettagliate del cuore. Valuta il danno e la funzionalità.

Scansione animale - Implica l'iniezione di un tracciante radioattivo nel sangue per produrre immagini 3D del tessuto cardiaco. Mostra le aree con flusso sanguigno ridotto.

Biopsia cardiaca - Rimuove un piccolo campione di tessuto cardiaco da esaminare per individuare eventuali infezioni, anomalie genetiche o tessuto cicatriziale che potrebbero causare CHF.

Angiografia coronarica - Un colorante viene iniettato nelle arterie coronarie tramite un catetere per evidenziare blocchi e restringimenti durante la radiografia.

Test genetici - Controlla le condizioni ereditarie come la cardiomiopatia che potrebbero contribuire allo sviluppo di CHF.

Monitoraggio ambulatoriale - Dispositivo ECG portatile indossato per monitorare il ritmo cardiaco per 24-48 ore durante la normale attività.

Questi test diagnostici aiutano a identificare i disturbi nella struttura e nella funzione del cuore. Possono diagnosticare l'ICC e rivelare cause sottostanti come malattia coronarica, anomalie della valvola cardiaca, precedenti attacchi di cuore, infezioni virali, fattori genetici e altro ancora. I risultati determinano anche il tipo di insufficienza cardiaca e guidano la scelta del trattamento appropriato.

Stadiazione e classificazione del CHF

Una volta diagnosticata l'insufficienza cardiaca congestizia, un'ulteriore valutazione aiuta a classificarne la gravità attraverso sistemi di stadiazione e classificazione. Due sistemi comuni sono:

Classificazione funzionale della New York Heart Association (NYHA) - Si basa su quanto limitato è un paziente durante l'attività fisica. Classificato in uno dei quattro gruppi:

- Classe I - Nessuna limitazione dell'attività fisica. L'attività ordinaria non causa affaticamento eccessivo, dispnea o palpitazioni.

- Classe II - Leggera limitazione dell'attività fisica. Confortevole a riposo, ma l'attività ordinaria provoca affaticamento, palpitazioni o dispnea.

- Classe III - Marcata limitazione dell'attività fisica. Comodo a riposo, ma un'attività inferiore all'ordinaria causa affaticamento, palpitazioni o dispnea.

- Classe IV - Incapace di svolgere qualsiasi attività fisica senza disagio. Possono essere presenti sintomi a riposo. Se si intraprende qualsiasi attività fisica, il disagio aumenta.

Fasi dell'American College of Cardiology/American Heart Association: basate sullo sviluppo e sulla progressione dell'insufficienza cardiaca. Diviso in 4 fasi:

- Stadio A - A rischio di insufficienza cardiaca ma senza disturbi strutturali del cuore. Gestire i fattori di rischio.

- Stadio B - Problema cardiaco strutturale ma nessun segno o sintomo di insufficienza cardiaca. Usa i farmaci per trattare i fattori di rischio.

- Stadio C - Disturbo cardiaco strutturale con sintomi di insufficienza cardiaca precedenti o attuali. Gestire con cambiamenti nello stile di vita e farmaci.

- Stadio D - Insufficienza cardiaca avanzata che richiede ospedalizzazione e cure specialistiche. Potrebbe aver bisogno di farmaci per via endovenosa o di assistenza con pompa. Si potrebbe prendere in considerazione il trapianto di cuore.

Conoscere la classe NYHA e lo stadio ACC/AHA aiuta a guidare i piani di trattamento. Il medico può determinare quanto è avanzato il tuo CHF e quali tipi di cambiamenti nello stile di vita, farmaci o procedure possono aiutare a migliorare la funzionalità cardiaca e la prognosi.

Il follow-up regolare e la valutazione ripetuta consentono al medico di monitorare qualsiasi peggioramento dei sintomi nel tempo. È importante monitorare lo stadio del CHF e segnalare tempestivamente eventuali cambiamenti dei sintomi in modo che il piano di trattamento possa essere modificato secondo necessità. Una diagnosi e una classificazione accurate portano a una gestione più efficace.

capitolo 3

Opzioni di trattamento

Farmaci per CHF

Esistono molti farmaci diversi che possono essere utilizzati per trattare l'insufficienza cardiaca congestizia. Questi farmaci aiutano a migliorare la capacità di pompaggio del cuore e a ridurre l'accumulo di liquidi abbassando la pressione sanguigna, rimuovendo sale e acqua in eccesso e alleviando il carico di lavoro del cuore. I farmaci comunemente prescritti includono:

-**ACE inibitori** - Causa la dilatazione dei vasi sanguigni per migliorare il flusso sanguigno. Riducono anche il carico di lavoro sul cuore e abbassano la pressione sanguigna. Esempi sono lisinopril, ramipril ed enalapril.

-**ARB** - I bloccanti dei recettori dell'angiotensina II forniscono un'alternativa agli ACE inibitori con benefici simili. Valsartan e losartan ne sono esempi.

-**Betabloccanti** - Aiuta il cuore a battere più lentamente e con meno forza per ridurre la pressione sanguigna. Aiuta anche ad aprire i vasi sanguigni. Include carvedilolo e metoprololo.

-**Diuretici** - Fa sì che i reni espellono più sodio e acqua dal corpo per ridurre l'accumulo di liquidi. Aiuta ad alleviare l'edema e la mancanza di respiro. Lasix, bumctanide e metolazone sono tipi comuni.

-**Antagonisti dell'aldosterone** - Blocca i recettori per prevenire il riassorbimento di sodio e acqua da parte dei reni. Spironolattone ed eplerenone ne sono esempi.

-**Nitrati** - Dilatare i vasi sanguigni per migliorare il flusso sanguigno e ridurre il carico di lavoro sul cuore. Spesso utilizzato per alleviare il dolore al petto. L'isosorbide dinitrato è un esempio comune.

-**Digossina** - Fa sì che il cuore si contragga più forte e pompi in modo più efficiente. Controlla anche il ritmo cardiaco.

-**Anticoagulanti** - Fluidificanti del sangue che prevengono la formazione di coaguli e riducono il rischio di ictus. Include warfarin, dabigatran, rivaroxaban.

-**Statine** - Abbassa il colesterolo e può ridurre il peggioramento dell'insufficienza cardiaca. Atorvastatina e rosuvastatina sono comunemente usate.

-**Ivabradina** - Riduce la frequenza cardiaca per diminuire lo sforzo sul cuore. Utilizzato per alcuni pazienti con CHF.

-**Idralazina e nitrati** - Vasodilatatori spesso usati in combinazione per ridurre il carico di lavoro sul cuore.

I farmaci specifici prescritti dipenderanno dai sintomi del singolo paziente e dalle cause alla base dell'insufficienza cardiaca. La maggior parte dei pazienti assume una combinazione di farmaci come un ACE inibitore, un beta bloccante, un diuretico e un antagonista dell'aldosterone. Le dosi spesso iniziano con un basso livello e aumentano gradualmente. Un attento monitoraggio aiuta a massimizzare i benefici e minimizzare gli effetti collaterali. I farmaci devono essere assunti come indicato per tutta la vita per gestire efficacemente la CHF.

Dispositivi medici e procedure chirurgiche

Oltre ai farmaci, alcuni dispositivi medici e procedure chirurgiche possono essere utilizzati per trattare l'insufficienza cardiaca congestizia. Questi possono aiutare a migliorare la capacità di pompaggio del cuore, regolare i ritmi cardiaci anomali e riparare o sostituire le parti danneggiate del cuore. Alcune opzioni includono:

-Defibrillatore cardioverter impiantabile (ICD) - Monitora il ritmo cardiaco ed eroga scariche quando vengono rilevate aritmie pericolose per ripristinare il ritmo normale. Riduce il rischio di morte cardiaca improvvisa.

-Stimolatore cardiaco - Il dispositivo elettrico impianta elettrodi nel cuore per stimolare un battito cardiaco regolare quando il pacemaker naturale del cuore non funziona correttamente.

-Terapia di resincronizzazione cardiaca (CRT) - Uno speciale pacemaker che aiuta a coordinare il pompaggio dei ventricoli destro e sinistro del cuore.

-Dispositivo di assistenza ventricolare (VAD) - Pompa meccanica impiantata chirurgicamente per aiutare a pompare il sangue dai ventricoli nell'aorta e nel corpo quando il cuore è troppo debole. Utilizzato nella fase finale CHF.

-Riparazione o sostituzione della valvola cardiaca - Ripara o sostituisce le valvole cardiache difettose che possono portare a CHF. Eseguito tramite chirurgia a cuore aperto o tecniche basate su catetere.

-Angioplastica coronarica - Utilizza un catetere a palloncino per aprire le arterie bloccate e migliorare il flusso sanguigno al muscolo cardiaco.

-Stent coronarico - Tubo a rete inserito in un'arteria liberata dall'ostruzione per mantenerla aperta e migliorare il flusso sanguigno al cuore.

-Bypass dell'arteria coronaria - Intervento chirurgico a cuore aperto che prevede l'innesto di arterie o vene sane per aggirare i blocchi nelle arterie coronarie.

-Trapianto di cuore - Rimuove il cuore malato e impianta un cuore donatore sano. Considerato per l'insufficienza cardiaca allo stadio terminale quando altri trattamenti falliscono.

-Defibrillatore atriale impiantabile - Dà una scossa al cuore per ripristinare il ritmo normale in caso di fibrillazione atriale pericolosa per la vita.

-Ablazione cardiaca - Distrugge piccole aree di tessuto cardiaco causando segnali elettrici anomali che causano aritmie.

Il tuo cardiologo determinerà se eventuali dispositivi o interventi chirurgici possono essere appropriati in base alle tue condizioni e ai tuoi sintomi individuali. Queste terapie possono aiutare a rafforzare il cuore, regolare i disturbi del ritmo e migliorare i risultati in pazienti selezionati con CHF.

Gestire le comorbilità

Poiché l'insufficienza cardiaca congestizia raramente si verifica da sola, una parte importante del trattamento prevede l'identificazione e la gestione adeguata di eventuali condizioni coesistenti o comorbidità. Le comorbilità comuni che possono contribuire alla CHF includono:

-Ipertensione - L'alta pressione sanguigna affatica il cuore nel tempo. Il controllo rigoroso della pressione arteriosa con i farmaci aiuta a prevenire il peggioramento del CHF.

-**Coronaropatia** - Le arterie ristrette e le ostruzioni compromettono il flusso sanguigno e l'ossigeno al muscolo cardiaco. Il trattamento può comportare cambiamenti nello stile di vita, farmaci, stent o un intervento chirurgico di bypass.

-**Diabete** - Ha un impatto negativo sul cuore e sui vasi sanguigni. Controllare costantemente la glicemia con farmaci, dieta ed esercizio fisico aiuta a proteggere il cuore.

-**Obesità** - L'eccesso di peso stressa il cuore. Perdere peso attraverso la riduzione delle calorie e l'esercizio fisico riduce il carico sul cuore.

-**Fibrillazione atriale** - Il battito cardiaco irregolare della camera superiore causa uno scarso flusso sanguigno. Ripristinare il ritmo normale e prevenire la formazione di coaguli è fondamentale.

-**Apnea notturna** - Priva il cuore dell'ossigeno. L'uso della CPAP durante la notte è importante per evitare l'affaticamento del cuore.

-**Anemia** - Bassi globuli rossi e capacità di trasporto dell'ossigeno. Il trattamento con integratori, farmaci o trasfusioni può aiutare.

-**Disturbi della tiroide** - Sia l'ipotiroidismo che l'ipertiroidismo influenzano la funzione cardiaca. Raggiungere livelli adeguati di ormone tiroideo è essenziale.

-**Nefropatia** - Una scarsa funzionalità renale porta alla ritenzione di liquidi. Un attento monitoraggio della funzionalità renale aiuta a guidare la terapia dell'insufficienza cardiaca congestizia.

-**Depressione** - Comune con CHF. Trattare la depressione migliora la motivazione per la cura di sé e la prospettiva.

È fondamentale ottimizzare la gestione di eventuali condizioni sottostanti o coesistenti che influiscono sul cuore. Il tuo cardiologo e il tuo team sanitario si coordineranno strettamente con gli altri medici per garantire che le condizioni correlate siano controllate per aiutare il tuo scompenso cardiaco. Questo approccio globale ti offre le migliori possibilità di convivere bene con CHF.

capitolo 4

Cambiamenti nello stile di vita

Raccomandazioni su dieta e nutrizione

Apportare cambiamenti chiave alla dieta e alla nutrizione è una parte importante del piano di trattamento per l'insufficienza cardiaca congestizia. Ciò che mangi e bevi può avere un impatto diretto sui sintomi e sulla salute del cuore. Alcune raccomandazioni includono:

-Ridurre l'assunzione di sodio - Limitare il consumo di sale e sodio aiuta a prevenire la ritenzione di liquidi. Obiettivo per meno di 1500 mg di sodio al giorno. Evita gli additivi come il glutammato monosodico.

-Aumenta il potassio - Il potassio bilancia i livelli di sodio e aiuta a ridurre la pressione sanguigna. Mangia cibi ricchi di potassio come banane, patate, spinaci, pomodori.

-Assunzione moderata di liquidi - Bevi abbastanza per rimanere idratato ma non sovraccaricare il tuo sistema cardiovascolare. Mantenere i liquidi totali a 2 litri o meno al giorno.

-Limita l'alcol - L'alcol può interagire con i farmaci e indebolire ulteriormente il cuore. Non bere più di 1 drink al giorno per le donne, 2 per gli uomini.

-Monitora la caffeina - Troppa caffeina può causare palpitazioni cardiache e interferire con i farmaci. Non assumere più di 200 mg di caffeina al giorno.

-Mangia più verdura, frutta e cereali integrali - Questi alimenti sono ricchi di vitamine, minerali e fibre che apportano benefici alla salute del cuore. Hanno meno sodio degli alimenti trasformati.

-Scegli proteine magre - Pesce, pollame senza pelle, fagioli, lenticchie e noci sono fonti proteiche più sane. Limitare la carne rossa per evitare i grassi saturi.

-Evita i grassi trans - Presente in molti cibi fritti e lavorati. Aumentano il colesterolo cattivo e il rischio di malattie cardiache.

-Usa grassi sani - I grassi mono e polinsaturi come l'olio d'oliva abbassano il colesterolo cattivo e proteggono il cuore.

-Controllare le porzioni - Porzioni abbondanti portano ad aumento di peso e affaticamento cardiaco. Mangia porzioni ragionevoli in base alle tue esigenze nutrizionali.

-**Pesati** - Aumenti improvvisi di peso possono significare ritenzione di liquidi che richiede un aggiustamento del farmaco.

-**Affrontare le carenze nutrizionali** - Chiedi al tuo medico informazioni sugli integratori se le analisi del sangue rivelano che ti mancano alcune vitamine e minerali.

Seguire una dieta salutare per il cuore adattata alle tue specifiche esigenze nutrizionali e alle tue restrizioni ti aiuta a gestire i sintomi, mantenere la forza e sostenere il tuo benessere generale. Consultare un dietista per avere indicazioni.

Linee guida per esercizi e attività

Insieme ai cambiamenti nella dieta, l'implementazione di una routine di esercizi adeguata è fondamentale per i pazienti con CHF. L'attività fisica può aiutare a rafforzare il muscolo cardiaco, migliorare la resistenza e prevenire complicazioni debilitanti. Le principali linee guida per gli esercizi includono:

-**Consulta il tuo medico** - Chiedi al tuo cardiologo quali tipi di esercizi potrebbero essere adatti in base alla gravità del tuo scompenso cardiaco.

-**Inizia lentamente** - Inizia con attività delicate come camminare 5-10 minuti al giorno. Aumentare gradualmente la durata secondo quanto tollerato. Non spingerti troppo oltre.

-**Ascolta il tuo corpo** - Interrompersi se si avvertono dolore, vertigini, eccessiva mancanza di respiro o palpitazioni cardiache.

-Concentrati sull'esercizio aerobico - Attività che aumentano la frequenza cardiaca come camminare, andare in bicicletta e nuotare. Inizia a bassa intensità.

-Incorpora l'allenamento della forza - L'uso di fasce di resistenza, pesi o allenamento a corpo libero può sviluppare muscoli. Evitare di sforzarsi.

-Controlla il tuo polso - Utilizzare un cardiofrequenzimetro e cercare di rimanere nella zona di frequenza cardiaca target per i pazienti con CHF durante l'attività fisica.

-Esercitati con costanza - Punta a 30-60 minuti di attività quasi tutti i giorni della settimana per ottenere benefici continui. Ma evita sforzi eccessivi.

-Prevenire il decondizionamento - Interrompere del tutto l'attività porta a risultati peggiori. Fai qualche attività delicata ogni giorno.

-**Prova attività non fastidiose** - Optare per il ciclismo, il nuoto, il canottaggio o l'ellittica rispetto agli esercizi ad alto impatto.

-**Rimani idratato** - Bere acqua prima, durante e dopo l'esercizio per evitare la disidratazione.

-**Esercitati con un partner** - Avere qualcuno con te per sicurezza nel caso in cui si manifestino sintomi preoccupanti.

-**Integrazione con yoga, tai chi** - Queste pratiche a basso impatto mente-corpo migliorano l'equilibrio, la respirazione e il rilassamento.

-**Guarda il tempo** - Evitare intense attività all'aperto nelle giornate molto calde, umide o fredde.

-**Controlla i tuoi parametri vitali** - Controlla la frequenza cardiaca, la pressione sanguigna e il peso dopo l'esercizio. Segnalare tempestivamente le preoccupazioni.

-Modifica gli allenamenti secondo necessità
- Aumenta o diminuisci l'intensità in base a come ti senti nel tempo.

Con il contributo del tuo medico, lo sviluppo di un programma di esercizi adeguato può aiutarti a rafforzare il tuo corpo, migliorare i sintomi della CHF e migliorare il tuo benessere generale. Ma non esagerare.

Strategie per smettere di fumare e perdere peso

Se fumi o sei in sovrappeso, due cambiamenti fondamentali nello stile di vita per supportare il trattamento dell'insufficienza cardiaca congestizia sono smettere di fumare e perdere il peso in eccesso. Ecco alcune strategie utili:

Smettere di fumare

-Identifica i fattori scatenanti - Cosa scatena la tua voglia di fumare? Evita questi segnali per ridurre l'appetito.

-Ottieni supporto - Chiedi a familiari e amici di incoraggiarti. Unisciti a un gruppo di supporto. Chiama le quitline per suggerimenti su come affrontare la situazione.

-Prova un sostituto della nicotina - Cerotti, gomme da masticare e pastiglie possono aiutare ad alleviare i sintomi di astinenza.

-Chiedi informazioni sui farmaci - Prescrizioni come Chantix, Zyban e Wellbutrin riducono il desiderio di nicotina.

-**Evita la tentazione** - Sbarazzarsi di sigarette, accendini, posacenere da casa e dall'auto. Non uscire con altri fumatori.

-**Tenere impegnato** - Intraprendi nuovi hobby, attività e progetti per distrarti dal desiderio di fumare.

-**Cambia le tue abitudini** - Fai una passeggiata invece di una pausa fumo. Bevi acqua o mastica una gomma quando ti viene voglia.

-**Conosci i tuoi fattori scatenanti** - Lo stress, l'alcol, la caffeina e alcune persone possono scatenare la voglia di fumare. Avere un piano per evitare o gestire i trigger.

-**Smettila di tacchino freddo** - Interrompi tutto in una volta invece che gradualmente se riesci a gestire i prelievi. L'astinenza totale aumenta il successo.

-Prova l'ipnosi, l'agopuntura - I metodi non convenzionali possono aiutare a cambiare i comportamenti abituali e a ridurre l'appetito.

-Festeggia i traguardi - Premiati dopo periodi cruciali come una settimana, un mese o un anno come non fumatore.

Perdere peso

-Taglia le calorie - Ridurre l'apporto calorico giornaliero per creare un deficit per la perdita di peso, ma non troppo basso per essere malsano.

-Aumentare l'attività - Lavora fino a 150 minuti a settimana di attività aerobica moderata per bruciare più calorie.

-Aggiungi un allenamento per la forza - Costruire massa muscolare aumenta il metabolismo per aiutare a bruciare più calorie 24 ore su 24.

-Segui una dieta sana per il cuore - Dai risalto a verdure, frutta e cereali integrali. Limita sodio, zucchero e grassi malsani.

-Partecipa a un programma - I programmi strutturati forniscono consulenza nutrizionale, valutazione della responsabilità e supporto tra pari.

-Monitorare le porzioni - Utilizzare piatti e ciotole più piccoli. Evita le porzioni troppo grandi del ristorante.

-Optare per una cucina più sana - Prova ad arrostire, cuocere al forno o grigliare invece di friggere. Limita l'impanatura. Vacci piano con salse e condimenti ipercalorici.

-Dormi abbastanza - Trascorrere 7-9 ore a notte regola gli ormoni dell'appetito e previene l'eccesso di cibo.

-**Gestire lo stress** - Lo stress incontrollato aumenta il cortisolo e spinge a mangiare troppo. Pratica tecniche di rilassamento.

-**Bere acqua** - Mantieniti ben idratato, soprattutto prima dei pasti per mangiare di meno. Elimina le bevande zuccherate.

Perdere solo il 5-10% del peso in eccesso fa una grande differenza nei sintomi e nella progressione del CHF. Sii paziente e persistente nell'adottare cambiamenti nello stile di vita.

Capitolo 5

Monitoraggio dei sintomi

Monitoraggio dei sintomi e dei segni vitali

Un attento monitoraggio e monitoraggio dei sintomi dell'insufficienza cardiaca congestizia e dei segni vitali a casa è fondamentale per gestire la propria condizione in modo efficace. Ciò aiuta a rilevare i primi segnali di allarme, a riconoscere i cambiamenti che indicano un peggioramento dell'insufficienza cardiaca e a sapere quando rivolgersi al medico. Gli elementi importanti da monitorare includono:

-**Peso** - Pesarsi ogni giorno alla stessa ora. Un aumento di peso improvviso di 2-3 libbre in 24 ore o più di 5 libbre in una settimana può segnalare una ritenzione di liquidi che richiede un aggiustamento del farmaco.

-Pressione sanguigna - Controllare la pressione sanguigna ogni giorno o come indicato dal medico. Letture elevate possono significare che sono necessari più diuretici per ridurre il sovraccarico di liquidi.

-Frequenza cardiaca - Misurare regolarmente la frequenza cardiaca, soprattutto a riposo e durante l'attività. Dovrebbero essere segnalati un aumento della frequenza cardiaca a riposo o nuove irregolarità.

-Frequenza respiratoria - Conta i tuoi respiri al minuto a riposo. Una respirazione più veloce può indicare una congestione polmonare.

-Saturazione di ossigeno - Utilizzare un dispositivo pulsossimetro per controllare i livelli di ossigeno nel sangue, soprattutto durante l'attività. Letture basse inferiori al 90% dovrebbero giustificare un follow-up medico.

-Edema - Verificare la presenza di gonfiore ai piedi, alle gambe, all'addome. Notare un'eventuale maggiore tenuta di scarpe, vestiti o gioielli. Il gonfiore può precedere l'aumento di peso.

-Tolleranza alla fatica/attività - Tieni traccia dei tuoi livelli di energia e resistenza con le attività di routine. L'aumento dell'affaticamento probabilmente segnala un peggioramento della funzione cardiaca.

-Tosse/respiro - Notare qualsiasi aumento degli episodi di tosse o difficoltà respiratorie, soprattutto di notte.

-Dolore al petto - Documentare qualsiasi sensazione di oppressione, pressione, disagio nella zona del torace insieme alle attività scatenanti.

-**Palpitazioni** - Segnalare eventuali esperienze di battito cardiaco rapido, fluttuante, irregolare, martellante e sintomi associati come vertigini o vertigini.

-**Abitudini del sonno** - Prendi nota se hai bisogno di cuscini extra per respirare più facilmente durante la notte o se il gonfiore peggiora al mattino.

-**Appetito/sete** - Le diminuzioni possono indicare un avanzamento dell'insufficienza cardiaca. Nota eventuali nausea o pienezza addominale.

L'utilizzo di un grafico stampato o di un'app digitale per registrare i segni vitali e i sintomi ti aiuta a individuare cambiamenti problematici. Condividi regolarmente i risultati con il tuo medico. Ciò consente interventi tempestivi e aggiustamenti del trattamento per prevenire riacutizzazioni acute.

Riconoscere i segnali di allarme e gestire le riacutizzazioni

Durante il monitoraggio delle proprie condizioni, è fondamentale essere consapevoli dei potenziali segnali di allarme che potrebbero segnalare un peggioramento dell'insufficienza cardiaca. Riconoscere precocemente le riacutizzazioni e rispondere in modo appropriato può prevenire le visite al pronto soccorso e il ricovero in ospedale. I segnali di pericolo a cui prestare attenzione includono:

- Aumento di peso improvviso di 2 o più chili in 24 ore o 5 chili in una settimana

- Aumento del gonfiore o della tensione nei piedi, nelle gambe, nelle mani e nell'addome

- Svegliarsi di notte senza fiato o con tosse secca

- Nuova insorgenza o aumento della mancanza di respiro con uno sforzo minimo

- Sentirsi più affaticato nello svolgimento delle normali attività quotidiane

- Vertigini, stordimento, confusione

- Mancanza di appetito, nausea, gonfiore addominale

- Battito cardiaco irregolare e rapido o palpitazioni

- Diminuzione della capacità di fare esercizio senza affaticamento o mancanza di respiro

- Maggiore necessità di cuscini per respirare più facilmente durante la notte

- Depressione progressiva, ansia, senso di isolamento

- Pelle umida, pallida o bluastra

Se avverti due o più di questi sintomi, chiama immediatamente il medico. Descrivi i tuoi sintomi e cerca di identificare eventuali fattori che contribuiscono come cambiamenti nella dieta, mancata aderenza ai farmaci o ipertensione incontrollata. Segui i consigli del tuo medico come:

- Adeguare la dose di diuretico per controllare la ritenzione di liquidi

- Ridurre temporaneamente l'assunzione di sodio e aumentare l'assunzione di acqua

- Monitorare il peso e i parametri vitali più frequentemente

- Iniziare un farmaco che avevi interrotto o aumentare la dose

- Sottoporsi a test di laboratorio per verificare i livelli di BNP

- Venire in ambulatorio per la valutazione dei polmoni, del peso, dell'edema

Il medico potrebbe volerti visitare urgentemente o mandarti al pronto soccorso per dei diuretici per via endovenosa se i sintomi sono gravi. Avvisare tempestivamente il medico ai primi segni di peggioramento può aiutare a prevenire lo scompenso acuto e la necessità di ricovero ospedaliero. Segui attentamente il tuo piano di trattamento e fai attenzione ai segnali di pericolo.

Adeguare il trattamento secondo necessità

La gestione dell'insufficienza cardiaca è un processo dinamico che richiede un continuo aggiustamento delle terapie e della vigilanza. Monitorare il proprio stato di salute aiuta a determinare quando potrebbero essere necessarie modifiche al trattamento per mantenere i sintomi sotto controllo. Il medico può apportare modifiche tra cui:

Modifiche ai farmaci - Se i sintomi peggiorano, potrebbe essere necessario aumentare le dosi di diuretici o altri farmaci. Al contrario, le dosi possono essere ridotte se gli effetti collaterali diventano intollerabili. L'aggiunta o l'interruzione dei farmaci può aiutare se la risposta cambia nel tempo.

Frequenza di monitoraggio - Pese più regolari, controlli dei segni vitali o test di laboratorio come il BNP possono essere ordinati durante i periodi di instabilità o esacerbazione. I test possono essere ridotti se il tuo stato è stabile e ben controllato.

Modificazione della dieta - Il medico può raccomandare di modificare l'assunzione di liquidi o di sodio se si verificano improvvisi aumenti di peso o edema che segnalano la necessità di cambiamenti.

Aggiustamenti degli esercizi - Se il tuo stato funzionale peggiora, potrebbe essere necessario ridimensionare la tua attività e ripristinarla lentamente. Oppure potrebbe essere necessario aumentare l'intensità o la durata dell'attività se la tua forma fisica migliora.

Regolazioni del dispositivo - Il tuo cardiologo può modificare le impostazioni di un pacemaker, di un dispositivo CRT o di un ICD, se necessario, per coordinare meglio il ritmo cardiaco.

Ricovero ospedaliero - Se le misure ambulatoriali non alleviano sintomi gravi come estrema mancanza di respiro, potrebbe essere necessario il ricovero ospedaliero per ulteriori farmaci IV e il monitoraggio.

Invio allo specialista dell'insufficienza cardiaca - Se la tua condizione diventa difficile da controllare, potresti trarre beneficio dall'invio a uno specialista in insufficienza cardiaca esperto in terapie avanzate dell'insufficienza cardiaca.

Cure palliative - È possibile aggiungere servizi palliativi ambulatoriali per aiutare a gestire i sintomi cronici e migliorare la qualità della vita con l'avanzare del CHF.

Valutazione del trapianto di cuore - Se tutte le altre opzioni falliscono e il tuo CHF diventa allo stadio terminale, potrebbe essere raccomandata una valutazione del trapianto per determinare se sei idoneo a essere inserito nella lista d'attesa per il trapianto.

Pianifica appuntamenti regolari con il tuo medico in modo che il tuo piano di trattamento possa essere adattato in modo proattivo in base a qualsiasi cambiamento nei sintomi dell'insufficienza cardiaca, nelle capacità funzionali, nei risultati di laboratorio e nella prognosi generale. Questo aiuta a prevenire le riacutizzazioni acute e mantiene il tuo CHF ottimizzato.

Capitolo 6

Gestire lo stress e l'ansia

Affrontare la diagnosi

La diagnosi di insufficienza cardiaca congestizia può essere emotivamente difficile da affrontare. Adattarsi ai cambiamenti dello stile di vita e all'incertezza richiede lo sviluppo di strategie di coping efficaci. Ecco alcuni suggerimenti:

-**Ulteriori informazioni su CHF** - Comprendere la tua condizione ti consente di gestirla in modo proattivo. La conoscenza riduce l'ansia.

-**Unisciti a un gruppo di supporto** - Entrare in contatto con altri che affrontano sfide simili fornisce convalida e idee per affrontare la CHF.

-Esprimi i tuoi sentimenti - Confidarsi con i propri cari o con un diario. Non reprimere le emozioni. Parla con il tuo medico se ti senti depresso.

-Concentrati sul positivo - Apprezza le capacità che hai ancora e stabilisci obiettivi significativi che puoi raggiungere.

-Enfatizzare la cura di sé - Dormire a sufficienza, mangiare bene, fare esercizio e prendersi del tempo per se stessi ti aiuta ad affrontare meglio la situazione.

-Dare priorità alla qualità della vita - Non mettere da parte le attività importanti e il divertimento. Coltiva hobby che puoi tollerare e trascorri del tempo con i tuoi cari.

-Risparmia la tua energia - Tieni il ritmo e fai delle pause di riposo per evitare di stancarti troppo. Lascia che gli altri ti aiutino con i compiti.

-**Evitare l'isolamento** - Mantenere connessioni sociali che forniscano gioia e compagnia. Sentirsi soli aggrava la depressione.

-**Comunicare i bisogni** - Chiedi ai tuoi cari un aiuto specifico, ad esempio un passaggio agli appuntamenti o la preparazione di pasti sani.

-**Pratica la gratitudine** - Ogni giorno elenca le cose per cui sei grato, come relazioni, cure mediche e piaceri semplici.

- **Sii paziente con te stesso** - Il progresso avviene lentamente. Festeggia i piccoli traguardi. Non criticarti nei giorni "brutti".

-**Cerca consulenza** - Uno psicologo può aiutare con la depressione, l'ansia, gli operatori sanitari esauriti o gli impatti relazionali del CHF.

-Prendi in considerazione il tutoraggio tra pari - Imparare da qualcuno più avanti nel loro viaggio in CHF che capisce può fornire motivazione e supporto.

-Concentrati oltre i tuoi CHF - Non lasciare che CHF diventi la tua unica identità. Mantieni hobby e interessi non correlati alla tua diagnosi.

Adattarsi alla vita con CHF richiede tempo emotivamente. Concediti la grazia mentre esplori i cambiamenti. Connettersi con gli altri e adottare sane strategie di coping favorisce la resilienza.

Tecniche di rilassamento

Gestire lo stress attraverso tecniche di rilassamento è fondamentale per i pazienti con CHF. Lo stress emotivo provoca reazioni fisiche che mettono a dura prova il sistema cardiovascolare aumentando la pressione sanguigna e la frequenza cardiaca. Il rilassamento aiuta a mitigare questi effetti. Le tecniche di rilassamento utili includono:

-**Respirazione profonda** - Inspira lentamente e profondamente attraverso il naso, espira attraverso la bocca. Ripetere per diversi minuti per attivare la risposta parasimpatica.

-**Rilassamento muscolare progressivo** - Tendere e rilassare sistematicamente i gruppi muscolari di tutto il corpo per indurre un rilassamento generale.

-**Immagini guidate** - Immagina una scena tranquilla come camminare sulla spiaggia. Rendilo il più vivido possibile utilizzando tutti i tuoi sensi.

-**Meditazione** - Sedersi comodamente con gli occhi chiusi. Concentrati sulle inspirazioni e sulle espirazioni o su una parola o una frase ripetuta per calmare la mente.

-**Consapevolezza** - Esercitati a essere pienamente nel momento presente senza giudizio, prestando molta attenzione a immagini, suoni e sensazioni.

-**Biofeedback** - Utilizza sensori elettronici per monitorare il polso, la respirazione e la tensione muscolare. Il feedback ti aiuta a riconoscere e controllare le risposte allo stress.

-**Musico-terapia** - Ascolta musica rilassante o playlist strumentali per distrarti dai pensieri stressanti e indurre il rilassamento.

-**Tai Chi** - Eseguire movimenti lenti e fluidi accompagnati da una respirazione profonda per migliorare il rilassamento e l'equilibrio.

-**Yoga** - Esegui pose delicate e esercizi di respirazione adatti al tuo livello di forma fisica per rilasciare stress e tensione dal corpo e dalla mente.

-**Preghiera/spiritualità** - Per alcuni, pregare, leggere testi religiosi o rituali spirituali fornisce conforto e tranquillità.

-**Sbocchi creativi** - L'artigianato, la scrittura, la pittura o gli hobby svolti per divertimento contribuiscono al relax attraverso la creatività.

-**Ridere** - Guarda uno spettacolo comico, leggi colonne umoristiche, guarda video divertenti di animali domestici online. La risata può davvero essere la migliore medicina.

Cerca di praticare tecniche di rilassamento per 10-20 minuti al giorno. Prova diversi metodi per trovare quelli più efficaci per te. Arruolare i propri cari affinché si uniscano a te lo rende più piacevole.

Costruire un sistema di supporto

Avere una rete di supporto sociale è vitale quando si convive con l'insufficienza cardiaca congestizia. Il supporto fornisce sia assistenza pratica che incoraggiamento emotivo per aiutarti a gestire il CHF. Ecco alcuni suggerimenti:

Supporto familiare:

- Comunica chiaramente le tue esigenze - Spiega di quale aiuto specifico hai bisogno in modo che i membri della famiglia capiscano come assisterti al meglio.

- Assegna compiti specifici - Invece di dire "aiutami", assegna responsabilità definite come fare la spesa, guidare agli appuntamenti o preparare i pasti.

- Mostra apprezzamento - Esprimi gratitudine per atti di sostegno grandi e piccoli. Motiva i propri cari a continuare ad aiutare.

- Accettare cambiamenti di ruolo - Potrebbe essere necessario dipendere maggiormente dal coniuge o dai figli. Adattare le aspettative aiuta.

- Sii paziente - Anche le persone a te vicine si stanno adattando al tuo CHF. Si prega di riconoscere i loro sforzi.

- Lascia che si prendano cura di te. - Non ignorare le preoccupazioni dei tuoi cari riguardo ai tuoi sintomi. Possono fornire una visione obiettiva.

Supporto amico:

- Mantieni le amicizie. - Continua le attività sociali che ti piacciono e che si adattano ai cambiamenti del tuo stile di vita. Gli amici forniscono la normalità.

- Spiega i tuoi limiti - Sii onesto con gli amici sul motivo per cui non riesci a mantenere il tuo vecchio ritmo. I veri amici capiranno.

- Lascia che gli amici ti assistano - Accetta le offerte per aiutare con le giostre, i pasti o la tregua dell'assistente. Non rifiutare il supporto.

- Condividi la tua esperienza - Confida ad amici fidati il tuo viaggio in CHF. Il loro sostegno ti aiuta a sentirti meno solo.

Supporto tra pari:

- Partecipare a gruppi di sostegno - Ascoltare persone che vivono con CHF fornisce conforto e consigli inestimabili.

- Connettiti online - Partecipa ai forum CHF e ai gruppi sui social media per scambiare strategie di coping.

- Fare volontariato per fare da mentore agli altri - Aiutare le persone appena diagnosticate dà uno scopo e una prospettiva.

Cercare assistenza è un segno di forza. Lascia che la tua rete di familiari, amici e colleghi fornisca aiuto fisico, ti incoraggi quando il morale è basso e celebri le tue vittorie.

Capitolo 7

Migliorare la qualità della vita

Risparmiare energia e adattare le attività

Vivere con insufficienza cardiaca congestizia spesso significa dover modificare le attività per accogliere livelli di energia più bassi. Imparare a tenere il ritmo e risparmiare energia ti consente di concentrare gli sforzi sulle priorità ed evitare l'esaurimento. I suggerimenti includono:

-Fai delle pause frequenti - Alternare periodi di attività con brevi periodi di riposo per recuperare le forze.

-Pianifica attentamente le attività impegnative - Svolgi attività che richiedono più sforzo nelle prime ore della giornata, quando l'energia è più alta.

-Sedersi piuttosto che stare in piedi - Sedersi mentre si preparano i pasti, si parla al telefono, si piega il bucato. Usa uno sgabello per il bagno.

-Organizza e disordina - Avere gli oggetti usati di frequente a portata di mano. Il decluttering riduce la necessità di cercare e chinarsi.

-Semplifica la toelettatura - Sedersi mentre si asciugano i capelli e si radono le gambe. Utilizzare pettini e spazzole a manico lungo.

-Limitare i viaggi su e giù per le scale - Mantieni le necessità al livello in cui trascorri la maggior parte del tempo. Fai delle pause a metà.

-Far scorrere o sollevare oggetti - I movimenti scorrevoli e il rotolamento delle borse richiedono meno sforzo rispetto al sollevamento e al trasporto.

- Utilizzare dispositivi di assistenza - Le sedie da doccia, i calzascarpe con il manico lungo e le pinze riducono la necessità di piegarsi e sforzarsi.

-Chiedere aiuto - Non affrontare più di quanto puoi gestire da solo. Delegare compiti ad altri.

-Dare priorità agli obblighi - Concentra le tue energie limitate sulle responsabilità indispensabili e salta le attività facoltative.

-Pianificare in anticipo - Raccogli tutto ciò di cui hai bisogno per un'attività in un solo viaggio per evitare uno sforzo extra andando avanti e indietro.

-Ascolta il tuo corpo - Fermati e riposa quando senti dolore, mancanza di respiro, vertigini. Affrontare la fatica estrema spesso si ritorce contro.

L'obiettivo è mantenere il ritmo rimanendo attivi e produttivi. Risparmiare energia per le attività prioritarie ti consente di concentrarti sull'adempimento dei ruoli e dei compiti più significativi per te.

Viaggiare in sicurezza

Con un'adeguata pianificazione e precauzioni, le persone affette da insufficienza cardiaca congestizia possono comunque godersi il viaggio. Prepararsi a potenziali sfide ti consente di stare tranquillo quando sei lontano da casa. I suggerimenti per la sicurezza in viaggio includono:

-Informa il tuo medico - Discuti i prossimi viaggi con il tuo cardiologo per assicurarti di essere abbastanza stabile per viaggiare. Rivedere i farmaci, le restrizioni, un piano d'azione medico.

-**Prepara i farmaci** - Porta con te il doppio della quantità di farmaci necessari nel bagaglio a mano. Elencare tutti i farmaci in caso di emergenza.

-**Portare la cartella clinica** - Porta con te una copia della tua storia medica, dei contatti del medico, dei risultati dei test. Indossare un braccialetto identificativo di allerta medica.

-**Controlla l'assicurazione** - Conferma che la tua assicurazione sanitaria ti copre a destinazione nel caso in cui siano necessarie cure. Considera l'assicurazione di viaggio.

-**Prevenire la disidratazione** - Bere molti liquidi sugli aerei e sui veicoli. Evitare alcol e caffeina che hanno un effetto diuretico.

-**Indossa calze a compressione** - Usa calze elastiche quando voli o durante lunghi viaggi in macchina per migliorare la circolazione e prevenire il gonfiore ai piedi e alle gambe.

-Cammina ogni ora o due - Durante i voli lunghi o i viaggi in macchina, alzati e fai brevi passeggiate per sgranchirti le gambe, migliorare la circolazione e prevenire la formazione di coaguli di sangue.

-Prenota camere al piano terra - Al momento della prenotazione dell'alloggio richiedere camere al piano terra per evitare numerose scale.

-Preparati leggero - Per evitare di sollevare pesi pesanti e di imbarcare bagagli, metti solo gli elementi essenziali in un bagaglio a mano con ruote.

-Limita il sodio - Quando mangi fuori, evita i fast food ricchi di sodio e chiedi salse e condimenti come contorno.

-Pianifica il tempo di riposo - Pianifica le visite turistiche e le attività in piccole porzioni con pause di riposo intermedie per risparmiare energia.

-Organizzare l'assistenza- Se partecipi a un tour di gruppo, una crociera o un viaggio in autobus, informati sulla sistemazione in sedia a rotelle o scooter, se necessario per le lunghe distanze.

Con una preparazione extra i titolari di franchi svizzeri possono godersi vacanze e viaggi in tutta sicurezza. Essere pronti a gestire potenziali problemi offre tranquillità quando si è lontani da casa.

Intimità, relazioni e CHF

Avere un'insufficienza cardiaca congestizia può avere un impatto sull'intimità e sulle relazioni. Adattarsi alle limitazioni dell'attività sessuale, ai cambiamenti di ruolo relazionale e alla gestione delle emozioni richiede uno sforzo per tutti i soggetti coinvolti. I suggerimenti utili includono:

-**Parla onestamente** - Discuti apertamente con il tuo partner sulla tua condizione, sui tuoi sentimenti su come il CHF influisce sull'intimità e sui ruoli e su come potete sostenervi a vicenda.

-**Impostare il ritmo** - Impegnati solo nel livello di attività sessuale che ti fa sentire a tuo agio. Rilassati se avverti dolore al petto o mancanza di respiro. Non superare i tuoi limiti.

-**Prova posizioni alternative** - Evitare di stare sopra o sdraiarsi. Modificare le posizioni per accogliere le vostre esigenze, capacità ed eventuali disagi.

-**Ascolta il tuo corpo** - Tenta di avere rapporti sessuali solo quando i sintomi del CHF sono ben controllati e ti senti al meglio.

-**Comunicare i bisogni** - Spiega al tuo partner cosa aiuta a rendere il sesso più confortevole, come andare più lentamente, cambiare i tempi delle attività o usare lubrificanti.

-**Essere creativo** - Esplora opzioni come la stimolazione manuale, il sesso orale, i giocattoli sessuali e gli ausili che forniscono intimità riducendo al minimo lo sforzo fisico.

-**Concentrati sull'intimità emotiva** - Coccola, fai massaggi, bacia, condividi le attività che ti piacciono. La vicinanza fisica favorisce la connessione emotiva.

- Cercare consulenza - Parla con un consulente se il CHF causa tensioni relazionali, depressione o problemi di autostima che influiscono negativamente sull'intimità.

-**Non ignorare i problemi** - Discutere apertamente le sfide relazionali. Comprendere i limiti e le prospettive reciproci.

-**Prenditi il tempo per connetterti**- Dedica regolarmente del tempo solo a voi due per parlare e essere una coppia, non solo caregiver e paziente.

-**Mostra affetto** - Abbraccia, tieniti per mano, dì "Ti amo". Dimostrare affetto mantiene forti le relazioni.

Con pazienza, creatività e comunicazione continua, le persone con CHF possono mantenere relazioni intime appaganti e soddisfazione sessuale nonostante le limitazioni fisiche.

Capitolo 8

Opzioni di trattamento avanzate

Trapianti di cuore

Per alcuni pazienti con insufficienza cardiaca allo stadio terminale che non migliorano con farmaci e dispositivi, può essere preso in considerazione un trapianto di cuore. Questo importante intervento chirurgico a cuore aperto rimuove il cuore malato e sostituito con un cuore donatore sano. Gli aspetti chiave includono:

-**Selezione dei candidati** – I pazienti con grave insufficienza cardiaca che hanno esaurito tutte le altre terapie mediche e strumentali possono essere candidati. L'età limite è in genere compresa tra 60 e

65 anni. Sono esclusi quelli con altre condizioni di salute che potrebbero compromettere il successo del trapianto.

-**Lista d'attesa** – I candidati approvati vengono inseriti nella lista d'attesa nazionale per i trapianti di organi. Lo status più elevato spetta ai pazienti più malati che si prevede vivranno meno di un mese senza trapianto. Altri possono aspettare 1-3 anni in base alla gravità.

-**Abbinamento dei donatori** – I cuori dei donatori sono abbinati in base al gruppo sanguigno e dimensionati in modo appropriato per la cavità toracica del ricevente. Sesso e razza non sono fattori di abbinamento.

-**Tempistica** – I tempi di attesa variano in base al gruppo sanguigno, alla corporatura e alla posizione geografica del ricevente. Quelli con gruppi sanguigni comuni spesso aspettano più a lungo. I pazienti con stato 1A aspettano in media 2-3 mesi mentre i pazienti con stato 2 aspettano in genere 1-3 anni.

-Chirurgia – L'intervento di trapianto dura 4-6 ore. Il cuore nativo viene rimosso mentre il paziente si trova su una macchina per bypass cuore-polmone. Il cuore del donatore viene quindi attaccato a tutti i principali vasi sanguigni e alle valvole cardiache.

-Recupero – La degenza ospedaliera iniziale è di 2-4 settimane per monitorare complicazioni come sanguinamento, infezioni, rigetto d'organo e guarigione degli ugelli. Vengono eseguite biopsie frequenti per verificare la presenza di rigetto. È necessaria una terapia intensiva per recuperare le forze.

-Rifiuto – Sono necessari potenti farmaci antirigetto per tutta la vita per impedire al sistema immunitario di attaccare il cuore del donatore. Il rigetto può causare seri problemi se non trattato.

-**Effetti collaterali** – I farmaci per i trapianti hanno effetti collaterali come ipertensione, colesterolo alto, danni renali, diabete e perdita ossea che richiedono monitoraggio.

-**Rischio di infezione** – I farmaci antirigetto indeboliscono il sistema immunitario, aumentando il rischio di infezioni da virus, batteri e funghi. Le malattie possono diventare rapidamente gravi.

-**Cambiamenti nello stile di vita** – Le restrizioni dopo il trapianto includono il divieto di fumare, la limitazione dell'uso di alcol, la protezione solare e altre abitudini di vita sane per il cuore per preservare il nuovo cuore.

-**Prognosi** – La sopravvivenza media è di 10-15 anni. L'insufficienza renale dovuta ai farmaci spesso limita la sopravvivenza a lungo termine più del cuore trapiantato stesso.

Per alcuni pazienti morenti con insufficienza cardiaca avanzata, un trapianto offre una possibilità di rinnovamento della vita. Ma la lunga attesa, l'intervento chirurgico, le restrizioni a vita e le complicazioni richiedono grande forza d'animo.

Trattamenti sperimentali

Oltre alle terapie approvate, sono in fase di studio alcuni trattamenti investigativi e sperimentali per l'insufficienza cardiaca congestizia. Queste opzioni emergenti attualmente in fase di sperimentazione clinica includono:

-Modulazione della contrattilità cardiaca - Un dispositivo impiantato che invia impulsi elettrici durante il periodo refrattario del cuore ha lo scopo di aumentare la forza di contrazione muscolare senza battito extra. I primi studi hanno riscontrato un miglioramento della capacità di esercizio e della qualità della vita. Sono in corso studi più ampi.

-Stimolazione del nervo vago - Un generatore di impulsi impiantato fornisce una stimolazione elettrica regolare al nervo vago. Piccoli studi dimostrano che ciò potrebbe ridurre i ricoveri per insufficienza cardiaca e migliorare la funzione cardiaca per alcuni pazienti. Sono necessarie ulteriori ricerche.

-Terapia a bersaglio molecolare - I farmaci sperimentali prendono di mira varie molecole implicate nell'insufficienza cardiaca, come il fosfolambano, proteina che ciclizza il calcio. Gli studi clinici stanno testando agenti come mavacamten, MYK-491 e omecamtiv mecarbil.

-Terapie con microRNA - I filamenti sintetici di microRNA trasportati da vettori virali mirano ad alterare l'espressione genetica silenziando i geni che causano malattie o promuovendo i geni protettivi. Ancora in fase di test preclinico.

-**Terapia con cellule staminali** - Studi sugli animali e alcuni piccoli studi sull'uomo iniettano cellule staminali come cellule staminali derivate dalla cardiosfera o cellule staminali modificate nel tessuto cardiaco danneggiato nel tentativo di stimolare la rigenerazione. I risultati sono ancora inconcludenti finora.

-**Modifica del genoma** - CRISPR/Cas9 viene esplorato come un modo per correggere potenzialmente le mutazioni genetiche che causano cardiomiopatie ereditarie, anche se in modo molto preliminare.

-**Cardiochine** - È allo studio l'iniezione di fattori protettivi secreti dalle cellule cardiache che stimolano la rigenerazione. Gli studi clinici stanno testando fattori come la cardiotropina-1, la follistatina-simile 1 e la neuregulina-1.

-Ingegneria dei tessuti - La creazione di porzioni bioingegnerizzate di tessuto muscolare cardiaco a partire da cellule staminali offre la speranza di riparare il muscolo cardiaco cicatrizzato. Ancora in sviluppo preclinico.

-Restauro ventricolare AccuCinch - Procedura minimamente invasiva intesa ad escludere il muscolo ventricolare cicatrizzato con ancore e rimodellare il ventricolo sinistro con una geometria e una funzione più normali. In fase di studio.

-Protettori mitocondriali - I farmaci sperimentali mirano a prevenire la disfunzione dei mitocondri e la morte nell'insufficienza cardiaca. L'elamipretide è un esempio attualmente studiato.

Sebbene alcune terapie sperimentali come le cellule staminali abbiano mostrato risultati promettenti, sono necessari studi più ampi per convalidare la sicurezza e l'efficacia prima che questi nuovi trattamenti possano diventare standardizzati. Ma offrono la speranza di far progredire la cura dell'ICC.

Cure palliative

Le cure palliative forniscono un ulteriore livello di supporto per i pazienti con insufficienza cardiaca congestizia focalizzato sul sollievo dei sintomi, sul comfort e sulla qualità della vita man mano che la condizione avanza. Gli aspetti chiave includono:

-**Gestione dei sintomi** – Controllare problemi comuni come dolore, problemi respiratori, affaticamento, perdita di appetito, ansia, depressione e altro attraverso farmaci, terapie e consulenza.

-**Assistenza incentrata sul comfort** – Sposta la filosofia assistenziale dalle misure curative alla massimizzazione del comfort e della qualità della vita una volta che la CHF diventa grave.

-Supporto olistico – Fornisce un supporto completo che va oltre la semplice assistenza medica, compresi consulenza, servizi di sollievo, assistenza pratica, risorse comunitarie e supporto spirituale/emotivo.

-Comunicazione – Discussioni aperte sulla prognosi, sulle opzioni di trattamento e, soprattutto, sugli obiettivi del paziente/famiglia guidano la cura, ponendo le priorità sui valori e sulle preferenze del paziente.

-Decisioni condivise – I pazienti/famiglie fanno delle scelte riguardo al loro piano di cura con la guida del team di cure palliative. L'équipe non impone cure.

-Approccio interdisciplinare - Medici, infermieri, assistenti sociali, cappellani e altre specialità lavorano insieme per affrontare le diverse esigenze dei pazienti e delle famiglie con CHF.

-Ambulatoriale o stazionario – Le cure palliative sono disponibili negli ospedali, nelle cliniche, nelle strutture infermieristiche e nelle strutture domiciliari in base allo stato del paziente.

-Qualsiasi età appropriata – Può apportare benefici ai pazienti con CHF di qualsiasi età, dai bambini agli anziani, in qualsiasi momento della malattia dopo la diagnosi.

-Supporto a lungo termine - I pazienti possono ricevere cure palliative per mesi o anni man mano che i bisogni evolvono e non solo in prossimità della fine della vita.

-Copertura assicurativa – Le cure palliative sono coperte dall'assicurazione sanitaria tra cui Medicare, Medicaid e piani privati in base a criteri di ammissibilità.

-**Differenze tra gli hospice** – L'hospice fornisce ai pazienti terminali con una aspettativa di vita pari o inferiore a 6 mesi cure intensive di comfort e preparazione all'EOL.

L'obiettivo primario delle cure palliative è migliorare la qualità della vita e mitigare la sofferenza attraverso una gestione diligente dei sintomi e un supporto olistico. Merita considerazione per tutti i pazienti con CHF avanzato.

Capitolo 9

Ricerche e sviluppi recenti

Farmaci e dispositivi emergenti

La ricerca in corso sta portando a nuovi farmaci e dispositivi medici per trattare meglio l'insufficienza cardiaca congestizia. Alcune terapie emergenti che si dimostrano promettenti negli studi clinici includono:

-**vericiguat** - Uno stimolatore della guanilato ciclasi solubile che espande i vasi sanguigni e riduce la resistenza per migliorare la funzione cardiaca e i sintomi nei pazienti con HFrEF.

-**Verquvo (vericiguat)** - Approvato dalla FDA nel 2021 per ridurre il rischio di morte cardiovascolare e ricovero per insufficienza cardiaca a seguito di un ricovero per insufficienza cardiaca o necessità di diuretici IV ambulatoriali.

-**Farxiga (dapagliflozin)** - Un farmaco antidiabetico inibitore del SGLT2 ha dimostrato di ridurre la mortalità e di ridurre i ricoveri per insufficienza cardiaca del 30% nello studio DAPA-HF.

-**Entresto** - Una combinazione approvata dalla FDA di sacubitril/valsartan che riduce lo sforzo sul cuore compromesso e migliora i risultati.

-**Mecarbil omecamtiv** - Un attivatore della miosina che migliora la contrattilità cardiaca. Lo studio GALACTIC-HF ha riscontrato una riduzione del rischio di eventi di insufficienza cardiaca nei pazienti con insufficienza cardiaca sistolica.

-**Esterossima** - Agente a doppio meccanismo che inibisce l'ATPasi sodio-potassio e stimola la pompa del calcio SERCA2a per migliorare la funzione cardiaca e la pressione sanguigna.

-**RELAX-AHF-2** - Nei primi studi l'infusione di serelaxina si è dimostrata promettente nel ridurre la dispnea e la morte cardiovascolare dopo insufficienza cardiaca acuta, ma lo studio di fase 3 non è riuscito a confermare il beneficio.

-**Modulazione della contrattilità cardiaca** - Impulsi elettrici durante il periodo refrattario assoluto per migliorare la contrazione muscolare. Piccoli studi mostrano un miglioramento della capacità di esercizio e della qualità della vita.

-**Terapia di attivazione del baroriflesso** - L'attivazione elettrica del baroriflesso carotideo innesca effetti di abbassamento della pressione sanguigna, migliorando i sintomi dell'insufficienza cardiaca.

-Dispositivo di assistenza ventricolare sinistra HeartMate 3 - Pompa centrifuga a flusso continuo a levitazione completamente magnetica approvata per l'insufficienza cardiaca avanzata. Meno trombosi e malfunzionamento della pompa.

-Sistema di assistenza ventricolare HeartWare - Pompa a flusso continuo impiantata più piccola senza parti a contatto per fornire sollievo dai sintomi dell'insufficienza cardiaca.

Fattori genetici e medicina personalizzata

La comprensione dei fattori genetici nello sviluppo dell'insufficienza cardiaca sta portando a terapie più personalizzate e mirate. Le principali aree di progresso includono:

-**Varianti del gene della titina** - Collegato alla cardiomiopatia dilatativa. La genotipizzazione aiuta a prevedere la prognosi e guidare la terapia.

-**Catena pesante della miosina 7** - Le mutazioni causano cardiomiopatia ipertrofica. I test genetici consentono la diagnosi precoce nei parenti.

-**Lamina A/C** - Le varianti aumentano il rischio di cardiomiopatia dilatativa e malattia di conduzione. La consulenza genetica assiste i familiari.

-**Troponina cardiaca T** - Mutazione associata a cardiomiopatia ipertrofica e dilatativa. I test identificano le cause.

-**Studi di associazione sull'intero genoma** - Identificato diversi loci genetici associati allo sviluppo di insufficienza cardiaca, guidando la ricerca meccanicistica.

-**Meta-analisi** - La combinazione dei risultati di un ampio database genetico ha rivelato numerosi polimorfismi a rischio di CHF a singolo nucleotide.

-**Valutazione di varianti rare** - Il sequenziamento genetico di nuova generazione aiuta a rilevare mutazioni non convenzionali non rilevate dalle analisi comuni.

-**Selezione dei farmaci guidata dal genotipo** - I test possono prevedere una migliore risposta a determinati farmaci per l'insufficienza cardiaca come i beta-bloccanti o gli ARB in base alla genetica di un individuo.

-**Altri test "omici".** - La proteomica, la metabolomica e la trascrittomica chiariscono i percorsi biologici del CHF per terapie mirate.

-**Punteggi di rischio poligenico** - I calcoli che combinano più varianti genetiche e ponderano i loro relativi contributi possono predire la suscettibilità e gli esiti dell'ICC.

-Terapia con cellule staminali - Alcuni studi iniettano cellule staminali modificate derivate dai pazienti per stimolare la riparazione e la rigenerazione del muscolo cardiaco danneggiato in base al loro profilo genetico.

-Modifica genetica - CRISPR/Cas9 mostra la promessa preliminare di modificare direttamente le mutazioni genetiche dannose, ma i test sono estremamente precoci.

Sebbene sia ancora un campo emergente, la comprensione delle basi genetiche dell'ICC è promettente per una diagnosi più precisa, una prognosi e piani di trattamento su misura.

Il futuro del trattamento dell'ICC

Il futuro trattamento dell'insufficienza cardiaca congestizia prevede probabilmente un approccio individualizzato basato su una migliore comprensione dei meccanismi e della genetica, nuove terapie, dispositivi avanzati e strategie rigenerative. Alcune possibilità includono:

-**Profilazione multi-omica** - La combinazione di dati di genomica, proteomica, metabolomica e trascrittomica consentirà diagnosi precise, stratificazione del rischio e selezione del trattamento.

-**Terapia con mRNA** - Filamenti di mRNA potrebbero potenzialmente essere consegnati alle cellule del muscolo cardiaco per aumentare la produzione di proteine benefiche o ridurre quelle dannose.

-**Terapia genetica** - Il ripristino della normale funzione dei geni difettosi o l'eliminazione dei geni sovraespressi potrebbe un giorno trattare le cardiomiopatie ereditarie.

-**Modifica del gene CRISPR** - Questa tecnica promette di correggere potenzialmente le mutazioni che causano malattie, ma la ricerca è solo all'inizio.

-**Rigenerazione delle cellule staminali** - È allo studio l'iniezione di cellule staminali cardiache, cellule derivate dalla cardiosfera o cellule staminali modificate per riparare e rigenerare il muscolo cardiaco danneggiato.

-**Nanotecnologia** - Le nanoparticelle iniettabili potrebbero fornire farmaci mirati, terapia genica o cellule staminali al tessuto cardiaco specificamente danneggiato, risparmiando allo stesso tempo altre aree.

-Cuore artificiale impiantabile - Sebbene siano ancora sperimentali, sono in fase di sviluppo cuori artificiali completamente impiantabili in grado di sostituire completamente la capacità di pompaggio del cuore nativo.

-Dispositivi indossabili - I monitor impiantati o indossabili possono consentire il monitoraggio wireless 24 ore su 24, 7 giorni su 7, dei segni vitali e il rilevamento precoce del peggioramento dell'insufficienza cardiaca.

-Monitoraggio remoto - Le app e le apparecchiature di telemedicina per la raccolta di dati sanitari a domicilio si sono ampliate notevolmente, consentendo un monitoraggio accurato senza frequenti visite di persona.

-LVADS migliorati - Sono probabili dispositivi di assistenza ventricolare sinistra a flusso continuo più piccoli e più durevoli. Sono previsti LVAD wireless completamente impiantabili.

-**Prodotti biologici** - Gli agenti biologici che mirano all'infiammazione possono avere un ruolo in alcuni pazienti con insufficienza cardiaca con frazione di eiezione conservata.

-**Tossine** - Le iniezioni di tossina botulinica mostrano il potenziale precoce di paralizzare le fibre muscolari cardiache iperattive che inducono l'ipertrofia del ventricolo sinistro.

La genomica di precisione, i dispositivi avanzati, le terapie cellulari rigenerative e la somministrazione mirata di farmaci mostrano tutti grandi promesse per migliorare i risultati in termini di CHF. Il futuro sembra luminoso.

Capitolo 10

Vivi la tua vita migliore

Stabilire obiettivi e rimanere motivati

Stabilire obiettivi raggiungibili e mantenere la motivazione sono fondamentali per vivere al meglio la vita con insufficienza cardiaca congestizia. Stabilire il ritmo con obiettivi realistici e concentrarsi su ciò che puoi ancora fare fornisce scopo e autoefficacia. I suggerimenti per rimanere motivati includono:

-Stabilisci obiettivi specifici a breve termine
- Definisci obiettivi ragionevoli e dettagliati per la settimana o il mese successivo in base al tuo stato di salute attuale. Ad esempio, cammina 10 minuti al

giorno o riduci l'assunzione di sodio a 2000 mg al giorno.

-Stabilisci sogni a lungo termine - Pensa in grande a ciò che vuoi realizzare in futuro, come partecipare al matrimonio di un nipote o viaggiare in un posto speciale. Ciò fornisce una prospettiva a lungo termine.

-Dai priorità alla cura di te stesso - Stabilisci obiettivi giornalieri adeguati di sonno, alimentazione, esercizio fisico e gestione dello stress per ottimizzare il tuo benessere. Non lasciare che la cura di sé scivoli.

-Suddividi gli obiettivi più grandi in passaggi più piccoli - Gli obiettivi di grandi dimensioni diventano più gestibili se suddivisi in passaggi incrementali. Festeggia ogni mini-traguardo.

-Consenti flessibilità - Rimani aperto a modificare i tuoi obiettivi in base alla variabilità quotidiana dei sintomi e del livello di energia.

-Tieni traccia dei tuoi progressi - Utilizza un diario o un'app per registrare i risultati ottenuti. Nota cosa è andato bene e cosa modificare. Rivedi regolarmente.

-Premiare i risultati ottenuti - Segna il raggiungimento degli obiettivi facendo qualcosa di divertente, anche se si tratta semplicemente di guardare un film preferito o comprare fiori.

-Condividi il tuo viaggio - Fai conoscere i tuoi obiettivi a familiari e amici in modo che possano fornirti supporto e incoraggiamento.

-Concentrati sugli aspetti positivi - Nota cosa puoi fare e cosa non puoi fare. Riformulare oggettivamente gli insuccessi come esperienze di apprendimento.

-**Essere pazientare** - Riconoscere che i cambiamenti avvengono gradualmente. Non scoraggiarti se i progressi sono lenti. La perseveranza paga.

-**Unisciti a un gruppo di supporto** - I colleghi che comprendono il viaggio del CHF possono identificarti e motivarti quando gli spiriti rallentano.

-**Festeggia le piccole vittorie** - Anche i più piccoli passi avanti sono vittorie. Datti credito per qualsiasi progresso fatto.

Con un piano strutturato su misura per la tua situazione e la determinazione nel portarlo a termine, puoi raggiungere traguardi che migliorano il tuo morale e la qualità della vita.

Mantenere una comunicazione aperta ed efficace con i propri operatori sanitari è fondamentale quando si convive con la CHF. Parlare apertamente ti consente di assumere un ruolo attivo nella tua cura. Suggerimenti utili per la comunicazione:

-**Vieni preparato** - Portare un elenco di argomenti e domande da discutere agli appuntamenti. Porta anche tutti i farmaci, un registro dei sintomi e una persona di supporto, se lo desideri.

-**Spiega i tuoi sintomi** - Descrivi accuratamente i tuoi sintomi attuali e qualsiasi cambiamento dalla tua ultima visita. Anche i dettagli più piccoli contano. Non minimizzare le preoccupazioni.

-**Fare domande** - Se non capisci qualcosa, chiedi al tuo fornitore di chiarirlo o rispiegarlo. Non lasciare confuso. Esprimi anche le tue preoccupazioni.

-**Prendi nota** - Annota i punti chiave o registra le discussioni per aiutarti a ricordare le istruzioni. Chiedi al tuo fornitore di riassumere i passaggi dell'azione.

-**Rivedi i farmaci** - Conosci tutti i tuoi farmaci e le dosi. Informare i fornitori di eventuali effetti collaterali o problemi di aderenza. Chiedi informazioni sullo scopo e sull'uso corretto.

-**Richiedere materiale scritto** - Richiedi brochure, siti Web o app con informazioni sui farmaci, sulla dieta, sulle linee guida per l'esercizio fisico e altro ancora come riferimento.

-**Rivelare i fattori personali** - Informa il tuo fornitore di eventuali ostacoli al rispetto delle raccomandazioni come limitazioni assicurative, problemi di trasporto, vincoli finanziari o sfide familiari.

-Condividi i tuoi sentimenti - Sii onesto riguardo a qualsiasi ansia, depressione o difficoltà ad affrontare la situazione in modo che il tuo fornitore possa metterti in contatto con risorse di supporto adeguate.

-Invita domande - Incoraggia anche i tuoi fornitori a farti domande in modo che l'assistenza rimanga collaborativa.

-Pianificare un tempo adeguato - Se necessario, fissa appuntamenti più lunghi per discutere in modo approfondito del tuo stato di salute e delle tue preoccupazioni senza avere fretta.

-Utilizzare i portali dei pazienti - Invia un'e-mail sicura al tuo team di assistenza attraverso i sistemi del portale paziente con aggiornamenti non urgenti e domande tra una visita e l'altra.

Rimanere coinvolti nella tua cura e comunicare bisogni e preferenze porta a risultati migliori. Sei l'esperto di come ti senti: il tuo contributo è fondamentale!

Mantenere la speranza e un atteggiamento positivo

Anche se convivere con il CHF pone delle sfide, mantenere la speranza, l'ottimismo e concentrarsi sugli aspetti positivi ti consente di goderti la vita quotidiana e di prosperare. I suggerimenti includono:

-**Concentrati sul presente** - Evitare di soffermarsi sul passato o di preoccuparsi del futuro incerto. Trova la gioia nel momento attuale.

-**esprimere gratitudine** - Crea un diario della gratitudine elencando le cose per cui sei grato, come le relazioni, la natura o la salute. Aggiornalo regolarmente.

-**Limita i media negativi** - Ridurre l'ansia e la depressione esacerbate da un'eccessiva esposizione a notizie negative. Fai attenzione alle fonti di informazione.

-**Ridi spesso** - Impegnati a guardare spettacoli divertenti e a condividere regolarmente l'umorismo con i tuoi cari. La risata migliora l'umore e la salute.

-**Pratica la cura di te stesso** - Ritagliati del tempo per un sonno adeguato, cibo sano, esercizio leggero e relax per sollevare il morale. Non trascurare te stesso.

-**Trascorri del tempo all'aria aperta** - Pianificare gite in parchi, giardini o percorsi naturalistici. Essere circondati dalla bellezza naturale e dall'aria fresca è rigenerante.

-Relazioni preziose - Circondati di persone positive che si prendono cura di te. Dai priorità alle interazioni significative.

-Dedicati agli hobby - Trova il tempo per gli hobby che ti piacciono e che si adattano alle tue capacità fisiche come l'artigianato, i giochi, la lettura o la cucina. Forniscono distrazione dalle preoccupazioni.

-Ricorda i bei ricordi - Sfoglia vecchi album e foto di momenti preziosi della tua vita per accendere sentimenti positivi e nostalgia.

-Stabilisci piccoli obiettivi - Lavorare verso obiettivi raggiungibili per darti un senso di scopo e realizzazione.

-Unisciti a un gruppo comunitario - Che si tratti di un club del libro, di un coro o di una comunità di fede, il collegamento con gli altri favorisce la gioia.

-Evita il confronto sociale - Non soffermarti su ciò che le persone sane possono fare che tu non puoi. Il confronto genera malcontento. Celebra le tue capacità.

-Fingi finché non lo senti - Sorridi anche quando sei infelice. Agire in modo allegro a volte può davvero migliorare il tuo umore.

Con uno sforzo concertato per cambiare prospettiva, anche le circostanze più difficili possono essere affrontate con ottimismo, determinazione e pace.

Bonus speciale

30 piatti amici del cuore per pazienti con insufficienza cardiaca congestizia

1.**Pesce grigliato alle erbe di limone:** - Pesce ricco di omega-3 con una gustosa miscela di erbe e un pizzico di limone.

2.**Frittura di quinoa e verdure**:
   - Quinoa ricca di proteine mescolata con verdure brillanti saltate in padella in olio d'oliva salutare per il cuore.

3.**Insalata di avocado e mango**: - Un delizioso mix di mango, avocado e verdure rigogliose condite con una delicata vinaigrette.

4.**Petto di pollo al forno con erbe aromatiche**: - Petto di pollo magro condito con erbe salutari per il cuore e cotto alla perfezione.

5.**Zuppa di verdure e lenticchie**: - Lenticchie ricche di fibre e una varietà di verdure in un brodo lenitivo a basso contenuto di sodio.

6.**Pasta Integrale Con Pomodoro E Basilico**: - Pasta integrale condita con pomodoro fresco, basilico e un tocco di aglio.

7.**Frullato di spinaci e frutti di bosco**: - Un frullato ricco di sostanze nutritive con spinaci, frutti di bosco e un pizzico di latte di mandorle salutare per il cuore.

8.**Cavoletti di Bruxelles cotti con glassa all'aceto balsamico**: - Cavoletti di Bruxelles cotti alla perfezione e conditi con una riduzione di balsamico.

9.**Hamburger di tacchino alla griglia**: - Tacchino magro macinato condito con erbe aromatiche e grigliato per un hamburger delizioso e salutare per il cuore.

10.**Peperoncino di patate dolci e fagioli neri**: - Un gustoso peperoncino che unisce patate dolci, fagioli neri e un mix di spezie.

11.**Pacchetti di pesce e asparagi**: - Pacchetti individuali di carta stagnola con pesce, asparagi e un condimento al limone e aneto.

12.**Riso Al Cavolfiore Soffritto**: - Riso di cavolfiore a basso contenuto di carboidrati saltato in padella con verdure colorate e proteine magre.

13.**Yogurt greco perfetto**: - Yogurt greco a strati con frutti di bosco freschi, una spolverata di mandorle e un filo di miele.

14.Merluzzo al Forno con Salsa Mediterranea: - Filetti di merluzzo arrostiti alla perfezione e conditi con una vivace salsa mediterranea.

15.Curry di ceci e verdure: - Un curry salutare per il cuore con ceci, verdure e spezie aromatiche.

16.Pilaf di riso integrale e verdure: - Riso integrale ricco di nutrienti preparato con un mix di verdure colorate.

17.Cosce di pollo arrosto alle erbe: - Succulente cosce di pollo condite con una combinazione di erbe salutari per il cuore.

18.Tagliatelle di zucchine al pesto: - Leggeri e gustosi tagliolini di zucchine conditi con pesto di basilico fatto in casa.

19.Muffin di farina d'avena ai mirtilli: - Muffin integrali con avena e mirtilli ricchi di antiossidanti.

20.Peperoni Ripieni Con Quinoa E Fagiolis: - Peperoni confezionati con una miscela di quinoa, fagioli e spezie aromatiche.

21.Gamberetti arrosto alle erbe e aglio: - Gamberetti succosi marinati con aglio, erbe aromatiche e olio d'oliva, quindi arrostiti alla perfezione.

22.Insalata di cetrioli e pomodori con feta: - Un'insalata leggera e croccante contenente cetrioli, pomodori e formaggio feta.

23.Tofu al forno con zenzero e sesamo: - Cubi di tofu marinati in una marinata di sesamo e zenzero e cotti fino a doratura.

24.**Filetti di pollo in crosta di pistacchi**: - Filetti di pollo ricoperti di pistacchi tritati per una masticazione salutare per il cuore.

25.**Slaw di cavolo e mele**: - Uno slaw rinfrescante fatto con cavolo tritato, mele e salsa allo yogurt acido.

26.**Spezzatino di melanzane e ceci**: - Ricco stufato con melanzane, ceci e un mix di spezie aromatiche.

27.**Insalata di quinoa mediterranea:** - Quinoa condita con pomodorini, olive, cetrioli e vinaigrette al limone.

28.**Spiedini Di Tacchino E Verdure**: - Bocconcini magri di tacchino impalati con verdure colorate e cotti alla perfezione.

29.**Muffin integrali alle banane e noci**: - Muffin genuini realizzati con farina integrale, banane mature e noci tritate.

30.**Funghi Portobello Ripieni Alla Caprese**: - Funghi Portobello ripieni di pomodori freschi, mozzarella e basilico, arrostiti alla perfezione.